江苏省高校
防控新型冠状病毒肺炎
指导手册

江苏省疾病预防控制中心 组织编写

周永林 杜国平 主编

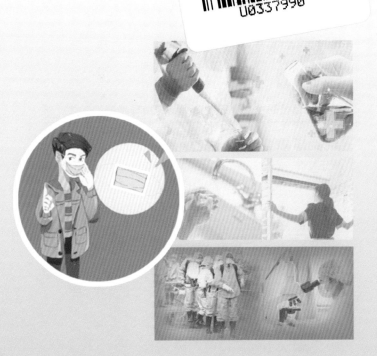

中国矿业大学出版社

·徐州·

图书在版编目（CIP）数据

江苏省高校防控新型冠状病毒肺炎指导手册/江苏省疾病预防控制中心组织编写.—徐州:中国矿业大学出版社,2020.2

ISBN 978-7-5646-4722-3

Ⅰ.①江… Ⅱ.①江… Ⅲ.①日冕形病毒—病毒病—肺炎—预防(卫生)—手册 Ⅳ.①R563.101-62

中国版本图书馆CIP数据核字(2020)第036476号

江苏省高校防控新型冠状病毒肺炎指导手册

组织编写 江苏省疾病预防控制中心
责任编辑 李士峰 黄本斌 章毅 李敬 徐玮
出版发行 中国矿业大学出版社有限责任公司
（江苏省徐州市解放南路 邮编221008）
营销热线 (0516)83884103 83885105
出版服务 (0516)83995789 83884920
网 址 http://www.cumtp.com E-mail：cumtpvip@cumtp.com
印 刷 江苏苏中印刷有限公司
开 本 890 mm × 1240 mm 1/32
印 张 2.25
字 数 45千字
版次印次 2020年2月第1版 2020年2月第1次印刷
定 价 12.00元

本书编委会

主　任 / 武　鸣　卫平民

副主任 / 张凤云　胡　勇　杨　婕　姚绍汉

委　员 / 冯向明　王　艳　鲍昌俊　谈　智

本书编写人员

主　编 / 周永林　杜国平

副主编 / 张凤云　卞中喜　杨文漪

编　者 / （按姓氏笔画排序）

卞中喜（东南大学）　　　　　　　　张锡彦（江苏省疾病预防控制中心）

吕玉梅（镇江高等专科学校）　　　　陆　晖（南京航空航天大学）

杜国平（东南大学）　　　　　　　　周永林（江苏省疾病预防控制中心）

杨文漪（江苏省疾病预防控制中心）　项　耀（江苏省疾病预防控制中心）

何小东（南京师范大学）　　　　　　侯艳洪（常州纺织服装职业技术学院）

张凤云（江苏省疾病预防控制中心）　姜　琦（江苏海洋大学）

张素琴（江苏师范大学）　　　　　　徐海燕（淮阴师范学院）

适用范围

本手册适用于全省高等院校（含独立学院）开展疫情防控工作。

工作目标

以"控制传染源、切断传播途径、保障校园安全"为目标，指导高校加强安全管理和开学准备工作，落实并完善校园防控措施，普及疫情防控知识，提高广大师生员工自我防护意识，及时掌握学校疫情防控动态，把疫情防控工作抓实抓细，严防扩散、严防暴发，确保校园一方净土，确保师生生命安全，切实维护学校稳定。

高校应采取网格化管理，精准防控，全力做到：确保进入高校校园的所有人员均经过体温检测；所有具有发热、咳嗽等症状的人员均得到早发现、早诊断；所有新型冠状病毒肺炎病例密切接触者均得到有效隔离和医学观察；所有新型冠状病毒肺炎疑似病例均及时送医。

前言

　　新型冠状病毒肺炎是一种新发传染病，该病作为急性呼吸道传染病已纳入《中华人民共和国传染病防治法》规定的乙类传染病，按甲类传染病管理。目前所见传染源主要是新型冠状病毒感染的患者，无症状感染者也可能成为传染源。其传播途径主要为呼吸道飞沫和密切接触传播，人群普遍易感。

　　生命重于泰山，疫情就是命令，防控就是责任。新型冠状病毒肺炎疫情牵动着每个人的心。"控制传染源、切断传播途径、保护易感人群"是控制传染病的基本法则。然而，如何让管控措施真正落地，确保打赢疫情防控的阻击战、总体战，除了依靠国家强有力的防控措施，更需要我们每个人承担健康责任，扎实做好个人防护，积极配合各项防控措施。防止疫情向高校扩散、守护师生员工安康、维护校园稳定是高校的一项重大任务，也是高校当前最重要的工作。

　　为有效遏制新型冠状病毒肺炎疫情在我省高校的扩散和蔓延，指导高校科学有序地开展防控工作，切实保障师

生员工身心健康和生命安全，江苏省疾病预防控制中心和
东南大学等单位相关专家编制了本指导手册，主要内容包
括开学前周密布控、开学期间规范运转、开学后全面防控、
发生疫情时应急处置等篇章。由于对新型冠状病毒和所致
疾病的认识仍然处于探究中，本手册涉及标准内容以国家
卫生健康委员会办公厅、国家中医药管理局办公室联合印
发的《新型冠状病毒肺炎诊疗方案（试行第六版）》《新
型冠状病毒肺炎防控方案（第五版）》和教育部有关政策、
文件为依据，同时参考了兄弟省市经验做法。

　　谨向在本手册编写过程中给予支持和关怀的专家、学
者表示衷心的感谢。

　　本手册可作为江苏省高校疫情防控工作参考用书。因
编写时间仓促，难免存在疏漏和不当之处，敬请大家批评
指正。

编者

2020 年 2 月 21 日

目录

目 录

第一篇 开学前 周密布控

第二篇 开学期间 规范运转

第三篇 开学后 全面防控

第四篇 发生疫情时 应急处置

参考文献

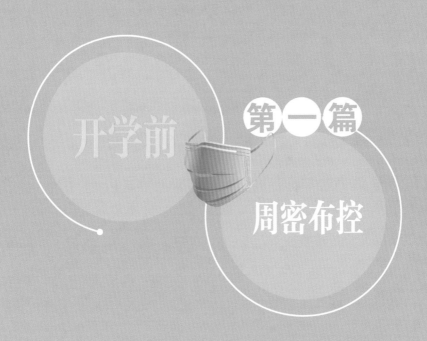

开学前

第一篇

周密布控

01 建立疫情防控工作体系

高校疫情防控工作体系

- 成立新型冠状病毒肺炎疫情防控领导小组

- 成立新型冠状病毒肺炎疫情防控工作机构

- 完善学校、院（系）、专业（班级）校内三级防控工作联系网络

- 建立与教育主管部门、属地卫生健康主管部门、疾病预防控制机构、定点发热门诊、定点医院工作联系网络通道

02 完善防控预案和制度

　　制订和完善防控工作的预案和制度，在防控队伍建设、联防联控、工作流程、物资保障、信息报送、管理措施、突发公共卫生事件报告与处置等方面制订科学、可行的预案，从实战角度细化各项规章制度，明确职责，责任到人。

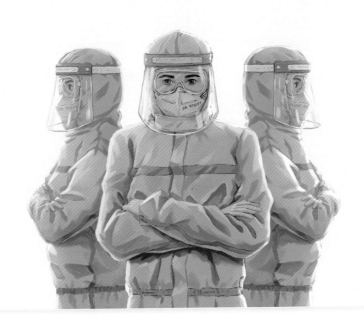

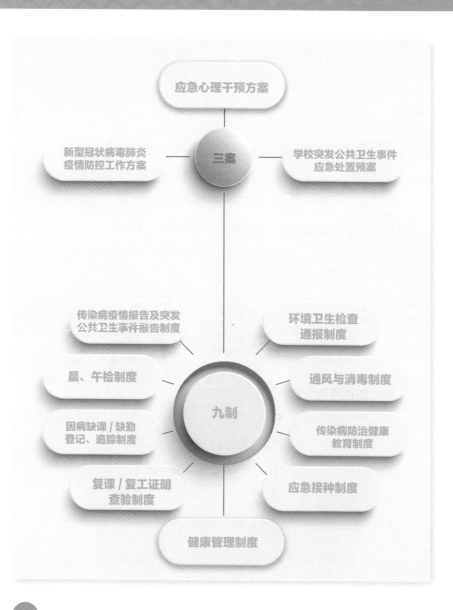

03 做好信息搜集

（1）梳理学校在开学前、开学时、开学后需要监测、搜集和报告的信息，形成对应的报告流程。

（2）实行信息摸排机制，落实省委、省政府及教育部疫情防控相关要求，对全体师生员工（包括离退休人员、聘用人员、留学生）寒假期间行程动向全面摸排，做到底数清、情况明、信息全、全覆盖、无遗漏。

（3）摸清疫情防控重点地区的师生员工分布情况和健康状况。

（4）掌握师生员工返校前 14 天和确诊病例、疑似患者、疫情防控重点地区人员接触情况。

（5）动态掌握所有离开本地区师生员工特别是去往疫情防控重点地区的人员情况，网格化管理，专人保持联系，及时报告相关信息。

（6）实行每日疫情防控"日报告""零报告""信息发布"制度。

04 统筹教学安排

（1）坚持以人为本。将师生员工安全放在首位，全面考虑、统筹安排，科学制订开学预案，严禁学生提前返校。充分利用窗口期，推进现代教育技术与教育教学的深度融合，做好疫情防控期间教学安排。

（2）统筹学期安排。合理调整教学计划和校历安排，统筹春季学期与秋季学期教学计划，适当压缩双休日和暑假休息时间。科学制订延期开学的教学应急预案，做好延期开学期间和正式开学后的教学衔接工作。条件成熟的高校可按照正常教学周开展线上教学。

（3）保障毕业就业。提前研究布置毕业班学生的毕业和就业保障工作。对因疫情防控需要推迟返校或返校后需隔离医学观察的应届毕业生，灵活开展学分修读、毕业设计（论文）指导、线上答辩、就业指导等工作。

（4）创新教学方式。根据学校实际情况，因地制宜开展线上教学。可利用直播、慕课、微课、专属在线课程（SPOC）等多种方式，远程布置学习任务，开展线上教学和在线辅导。对少数因家庭困难无法参加线上学习的学生，做好个性化帮扶与指导。

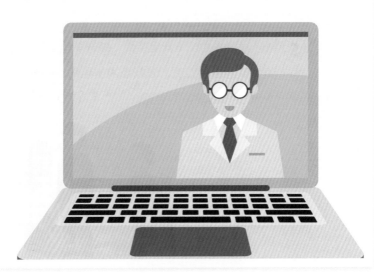

05 强化安全管理

（1）在突发公共卫生事件响应解除前，高校应实行封闭式管理。严格管控学校校门，师生员工进入校门一律核验身份和检测体温，校外无关人员一律不准进校。

（2）高校体育场馆、宾馆、招待所等场所暂停对外开放。

（3）加强留校师生员工管理，增派值班人员，完善出入信息登记制度，严禁无关人员进入宿舍。

（4）加强危险化学品管理，专人负责保管疫情防控消毒物品。

（5）做好假期通勤校车安全检查，做好车辆清洁、消毒。

（6）加大校园巡查力度，做好校内出租房、空置房、变电房等场所和重要设施设备的监管。

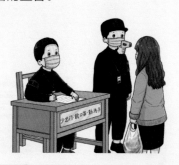

（7）大力开展爱国卫生运动，创造良好的校园环境，彻底清理卫生死角。公共区域设置有明显指引标志的废弃口罩、手套等防护用品专用垃圾箱。做好教室、食堂、宿舍、图书馆、活动中心、洗手间等公共场所的保洁和消毒。

（8）设置充足的洗手水龙头，配备必要的洗手液（肥皂）、纸巾或吹干机等。

（9）做好在校师生员工食堂餐饮保障，避免集中就餐，安排在校师生员工分散、错峰就餐，倡导增加套餐盒饭供应，打包带回单独用餐。

（10）组织开学前安全大检查，重点对食堂、宿舍、教学楼等重点场所的传染病防控和饮用水安全等工作开展检查，对问题隐患登记造册，制定化解、稳控措施，即整即改。

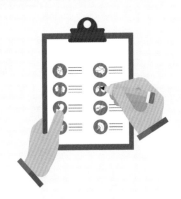

06 做好防控物资储备

高校新型冠状病毒肺炎疫情防护用品清单（参考）

物品类型	名　称
体温检测用品	体温计（水银体温计/红外线额温仪/红外线体温探测仪）
个人防护用品	一次性医用口罩/医用外科口罩
	乳胶手套
	工作服
	长袖橡胶手套
	鞋套
校卫生机构/集中隔离医学观察场所防护用品（校医疗机构一般按一级防护配置，部分物资为加强用品）	医用防护服
	N95医用防护口罩
	护目镜/医用防护面屏/医用防护隔离眼罩
	隔离衣
	胶靴/防水靴套
	一次性帽子
	医疗废物专用袋

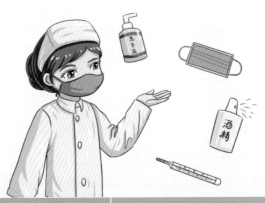

物品类型	名　称
空气消毒用品	紫外线灯（移动 / 悬挂式）
	气溶胶喷雾器（高配）
	过氧化氢消毒液或过氧乙酸消毒液
	或二氧化氯消毒液
物体表面消毒用品	含氯消毒剂
	（含氯消毒粉 / 含氯泡腾片）
	75% 乙醇消毒液
	常量喷雾器
呕吐物、排泄物消毒用品 和手消毒用品	呕吐物应急处置包
	碘伏
	洗手液
	免洗手消毒液

07 设置集中隔离医学观察场所

各高校应按照卫生部门要求设置集中隔离医学观察场所，基本要求如下：

（1）楼宇相对独立，交通便利。

（2）内部布局合理，标识明确，符合安全防护要求。

（3）房间具有良好的独立通风条件，设有独立卫生间和洗手设施。

（4）高层建筑电梯应具有容纳转运担架条件。

（5）隔离医学观察场所需设置独立的可封闭管理的医疗废物暂存地。

（6）隔离医学观察对象应单人单间居住。

（7）隔离医学观察场所配备适当的安全防护、急诊急救所需物资和医护、后勤、保洁、安保等工作人员，专人专职，职责明确。

（8）建立隔离医学观察场所管理制度和合理的观察流程，规范做好隔离观察场所环境、房间及使用、接触物品的预防性消毒和随时消毒。

08 做好开学前返校人员隔离观察

开学前，对经批准从外地返校的学生，按照本地区疫情防控的最新要求进行个人行踪和健康申报。学校在摸清情况的基础上，根据流行病学史，结合学校条件，分类别从严管理，做好集中隔离医学观察 14 天措施。在本地区有居住地的教职员工返回本地区后自觉向学校和社区报告，接受相关管理，根据流行病学史，严格做好居家隔离和自我健康监测。

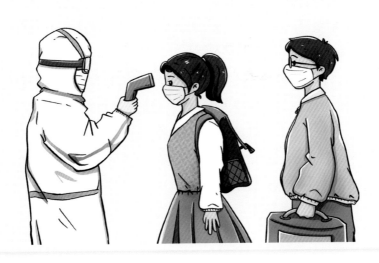

09 加强防护知识宣传教育

（1）通过校园微信公众号、校园网和防控工作联系网络等途径，多方式、多形式开展新型冠状病毒肺炎疫情防控知识的普及教育。

（2）引导师生员工疫情期间尽量居家，不要走亲访友、聚会聚餐，不到人员密集的公共场所活动，不去疫情防控重点地区旅居。

（3）加强人文关怀。关心留校师生员工（包含留学生）、离退休同志等人员的健康状况，做好健康教育工作。引导师生员工理性认识疫情，做好科学防护，养成良好的卫生习惯和健康的生活方式。

（4）动员师生员工积极配合学校各项防控措施，依照疫情防控规定，主动报告相关信息，自觉接受健康监测管理。

（5）依托"江苏高校疫情防控培训"网站，加强疫情防控培训，确保线上培训全员覆盖，提升师生员工自我防护能力，提高学校疫情防控的整体水平。

（6）分类分次组织学校疫情防控工作机构、院系（部门）负责人，食堂、安保、物业、卫生机构等部门人员学习疫情应急处置预案，掌握学校传染病防控工作流程，组织实战演练，增强法制观念，依法依规开展科学防控。

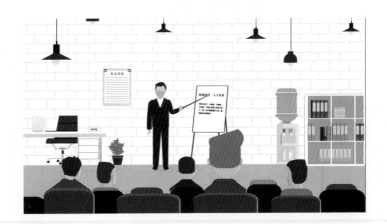

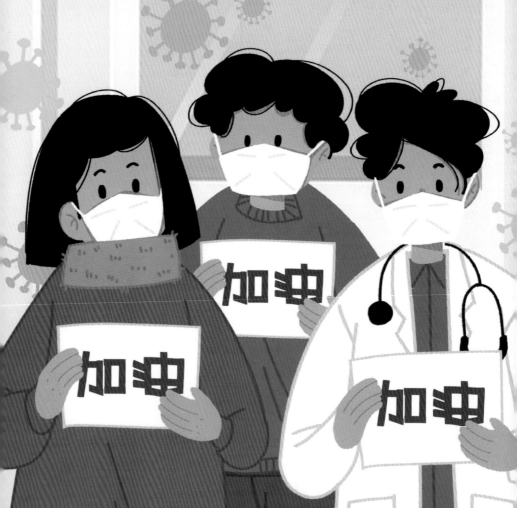

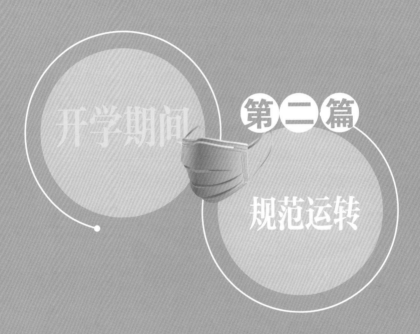

开学期间 第二篇

规范运转

01 填报《健康状况信息登记表》

　　返校人员根据学校要求提前在网上填报《健康状况信息登记表》，登记表内容至少包括个人基本信息、健康状况、假期是否离开过本市、相关流行病学史、返校交通工具、预计到校时间、现居住地及居住地社区是否有病例报告、本人及家庭成员（包括间接接触）有无确诊病例或疑似病例等情况。

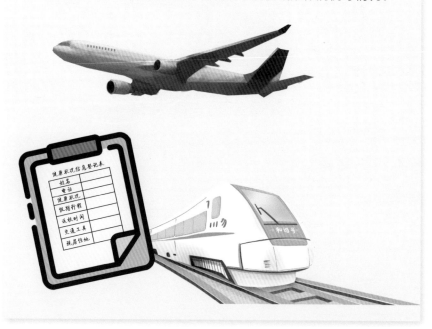

02 做好返校途中防护

（1）师生员工返校途中做好个人防护，跨区域返程者，距离较近的尽量选择私家车方式，长途出行需搭乘公共交通，应尽量选择直达交通工具，减少换乘，避免长时间逗留在人群聚集的场所。乘坐公共交通工具时，全程佩戴医用外科口罩或 KN95/N95 口罩。

（2）随时保持手卫生，减少接触交通工具的公共物品或部位；接触公共物品及咳嗽手捂之后、饭前便后，及时用洗手液或香皂流水洗手，或者使用免洗洗手液；避免用手接触口鼻眼；打喷嚏或咳嗽时用纸巾或手肘衣物等遮住口鼻。

（3）自己感觉发热时要主动测量体温。若出现可疑症状，尽量避免接触其他人员，及时就医。

（4）旅途中如需到医疗机构就诊，主动告诉医生有关疫情控制重点地区的旅行居住史，以及发病后接触过什么人，配合开展相关调查。

（5）留意周围旅客状况，避免与可疑症状人员近距离接触。发现身边出现可疑症状人员，及时报告工作人员。

（6）妥善保存旅行票据信息，以配合可能的密切接触者调查。

03 加强报到流程管理

（1）校园实行封闭式管理，校门口设置临时等候区，师生员工持校园卡、佩戴口罩并经体温检测正常方可进入校园和宿舍区。发现体温 ≥ 37.3 ℃、咳嗽、气促等症状者，检测人员做好登记报告，引导其立即在临时等候区等候送医。

（2）私家车送学生返校，应轻装简行，学生在校门口下车，车辆及陪同人员不得进校。

（3）完成报到注册进校后，建议学生一般不离开校园，尽可能减少活动范围，走读学生须向院系报备。

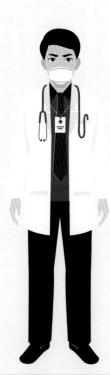

04 ＜ 做好隔离医学观察安排 ＞

（1）严格落实师生员工一般医学观察、居家隔离或集中隔离医学观察措施，并根据疫情形势的变化和评估结果，依规定对相关措施做及时调整和更新。

（2）逐一核查返校人员《健康状况信息登记表》信息，重点关注来自疫情防控重点地区人员和来自非疫情防控重点地区返校时有发热或有呼吸道症状的人员。确认拟集中隔离医学观察或居家隔离医学观察人员，隔离医学观察期一般为 14 天。必须掌握的信息：

近 14 天内有疫情高发地区，或其他有病例报告社区的旅行史或居住史；

近 14 天内与新型冠状病毒感染者（核酸检测阳性者）有接触史；

近 14 天内曾接触过来自疫情高发地区，或来自有病例报告社区的发热或有呼吸道症状的患者；

近 14 天内本人周边有发热或有呼吸道症状的聚集性发病（如家庭、办公室、学校班级等场所，出现 2 例及以上发热或呼吸道症状的病例）；

近 14 天内本人及密切接触人员中有发热或有呼吸道症状；

报到当天有发热或呼吸道症状等不适情况。

（3）学校联系或安排专用车辆接转相关人员至集中隔离点（有发热者送定点医院发热门诊），司机等工作人员按相关要求做好防护，确保转运安全。

（4）按照隔离医学观察流程，做好相关人员入住集中隔离点房间。

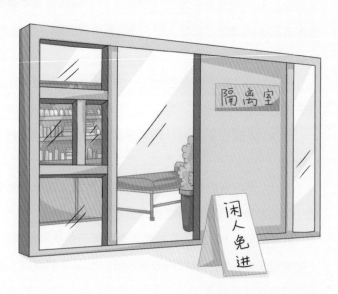

健康排查及隔离医学观察安排流程参考图

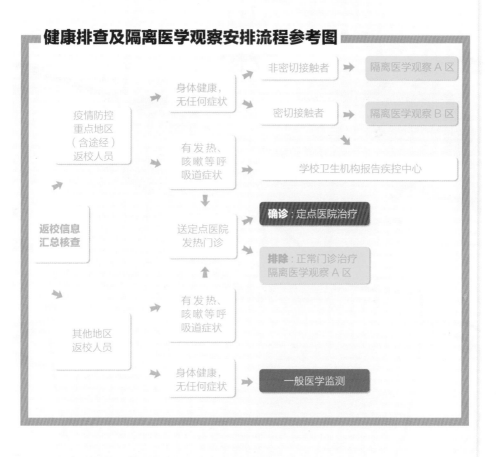

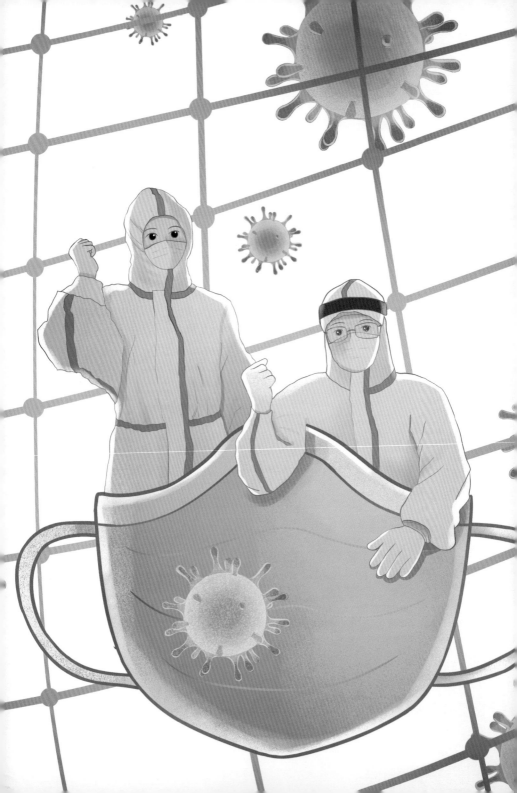

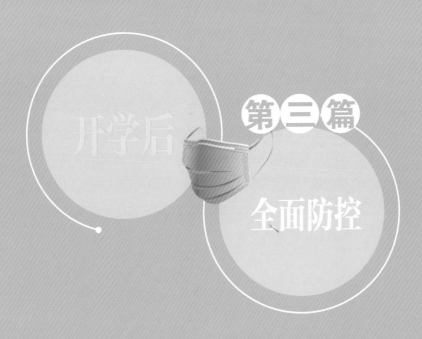

开学后

第三篇

全面防控

01 做好健康监测

（1）在校师生员工每天测量体温 2 次，专人汇总测温信息，做好记录。体温 ≥ 37.3 ℃者，引导、安排及时就医。

（2）严格执行师生员工因病缺课／缺勤登记、追踪制度。通过校内防控工作联系网络，学工、研工、教务、人事等部门在 24 h 内汇总师生员工因病缺课／缺勤信息，并按规定上报。

（3）师生员工出现咳嗽、乏力、腹泻等症状应及时就医，不得带病工作和带病上课。

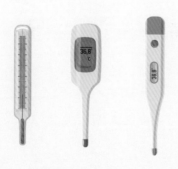

02 严控聚集活动

（1）疫情防控期间，不得举行任何形式人数众多的现场集体活动。

（2）严格压缩各类会议规模、数量和频次。

（3）一律暂缓跨校、跨校区的聚集性活动。

（4）严控师生员工到境外、其他省市参加交流、学习活动。

（5）暂停到疫情防控重点地区参加活动。

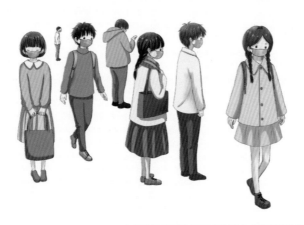

03 压实重点场所管理

（1）校门

① 加强进出校门管理，根据需要可适当关闭部分校门或调整校门开放时间段。

② 可适当调整作息安排，建议教职工错时、错峰到校。

③ 校门口增加工作人员，设置体温检测通道；体温检测正常者且佩戴口罩方可进入校门。

④ 加强校外来访人员和临时进校服务人员管理。校外人员因有关工作必须进校的，由校内对接部门提前报备；到校时，须佩戴口罩并通过体温检测后方可入校，工作人员做好登记并告知其尽量不在校内就餐。

⑤ 校门工作人员应做好自身防护，佩戴一次性口罩、手套等防护用品上岗，门房配备必要的体温测量仪和消毒用品。

（2）学校卫生机构

在疫情防控期间，学校卫生机构（校医院、门诊部、卫生所、医务室）按照学校和属地卫生健康主管部门防控要求开展工作。严格执行预检分诊制度，做好转诊、隔离和记录，做好发热患者的随访。规范做好院内消毒，严格院感管理，切实做好医护人员个人防护，加强医疗废物管理，以防发生医源性感染。

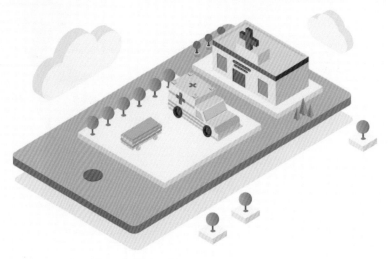

（3）食堂

① 不设在校园内的食堂，必须对就餐人员进行体温检测，正常后方能进入。

② 应有醒目标识提示进入食堂时洗手，设置充足的流水洗手池，配备洗手液或免洗手消毒液。

③ 食堂公共区域应保持开窗通风，每日 3 次，每次不少于 30 min。

④ 食堂餐桌椅每餐后使用有效氯含量 250～500 mg/L 的溶液擦拭消毒。

⑤ 后厨间按食品安全标准严格消毒。

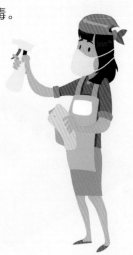

⑥ 加强食堂员工健康检查，每天实名晨、午体温检测，禁止带病上岗。工作期间佩戴一次性帽子、口罩、手套等。

⑦ 停止开放自助餐厅，建议送餐或分时段就餐，避免就餐人员过于密集。

⑧ 单向摆放就餐椅，降低就餐近距离接触风险。

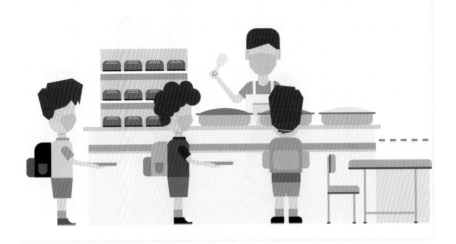

（4）校内公共场所

① 加强对教学楼、食堂、宿舍楼等人员密集场所管理，限制人流量。

② 公共教室、图书馆、实验室、活动中心、礼堂、体育馆等公用空间，开放时间保持通风状态。地面、桌椅、橱柜等表面每日至少消毒1次。

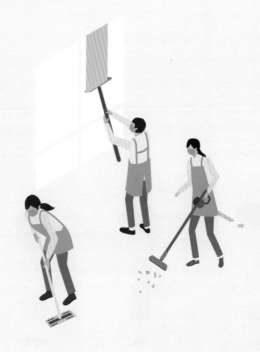

③ 保持室内空气流通，每日至少早、中、晚打开门窗通风 3 次，每次至少 30 min。

④ 每日夜间对电梯间、楼道等公共区域用有效氯含量 500 mg/L 的溶液喷洒消毒。做好门把手、电梯按钮、楼道灯按钮、共用教室课桌椅等接触频次高的物体表面清洁消毒，采取配备餐巾纸等方式，减少直接接触。

⑤ 对话筒、键盘、激光笔、钢琴等乐器、考勤机、校内 ATM 机等电子设备使用 75% 酒精或 1.5% ~ 3.0% 过氧化氢消毒湿巾擦拭，一用一消毒。

⑥ 对音乐室、舞蹈室、电脑室等公共上课场所，每批次学生使用后进行消毒，完成消毒程序应开窗通风 60 min 后方可再次使用。

⑦ 避免使用中央空调，使用时必须经专业机构评估。

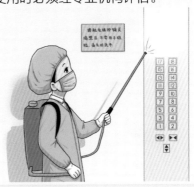

（5）学生宿舍

指导学生做好房间通风和清洁，学校安排专人使用有效氯含量 250 ~ 500 mg/L 的溶液对房间、卫生间及楼道等公共区域进行喷洒消毒。

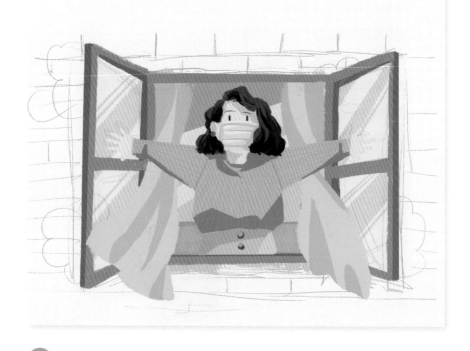

（6）校车/通勤车

学校公用车辆当日使用完毕后，避开人群，打开门窗进行通风，车内用 75% 酒精或 1.5%~3.0% 过氧化氢消毒湿巾擦拭，或者用有效氯含量 500 mg/L 的溶液喷洒消毒，关闭门窗后保持 30 min，然后再开窗通风 30 ~ 60 min。如条件许可，建议"一用一通风一消毒"。公用车辆行驶过程中留有通风口，师生员工乘车注意保暖，防止感冒。校车必须备有体温测量仪、口罩、免洗手消毒液、消毒剂、呕吐物应急处置包和医疗废物专用袋等防护物资。驾驶员工作期间佩戴口罩、手套等防护用品，乘坐车辆的师生员工必须佩戴口罩。严格管理出入学校（包括设在校园外的学校机构、部门）的车辆，对出入的私家车进行登记，要求车主经常清洁车辆。

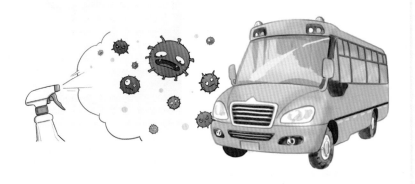

（7）垃圾废物箱

按照《医疗废物管理条例》和《生活垃圾分类制度实施方案》，做好不同垃圾的分类管理，及时收集并清运，注意垃圾桶等垃圾盛装容器的清洁，可用有效氯含量500 ~ 1 000 mg/L 的消毒液进行喷洒或擦拭。

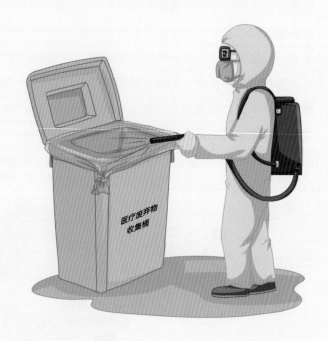

医疗废弃物
收集桶

04 做好隔离医学观察管理

（1）严格落实《新型冠状病毒感染的肺炎可疑暴露者和密切接触者管理方案（第二版）》和隔离医学观察相关文件要求，加强对隔离医学观察工作的管理。

（2）规范开展隔离医学观察对象的信息登记、核对与交接。

（3）医学观察期间，专人负责隔离观察对象每天早、中、晚体温测量，询问和观察其健康状况，做好医学观察记录，并给予必要的帮助和指导。

（4）隔离人员医学观察期间出现发热、咳嗽等呼吸道感染症状，立即由学校卫生机构研判后报告属地疾病预防控制机构和教育行政部门，并按规定送医。

（5）医学观察期满，未出现发热、咳嗽等呼吸道感染症状，方可解除医学观察。

* 新型冠状病毒肺炎疫情隔离医学观察场所感染防控指引

隔离医学观察场所的工作人员、探访者感染防控

（1）访视隔离医学观察人员时，若情况允许电话或微信视频访视，无须特殊个人防护。

（2）实地访视隔离医学观察人员时，正确佩戴工作帽、医用外科口罩或医用防护口罩，穿工作服、医用防护服或一次性隔离衣、工作鞋或胶靴、防水靴套等。每班更换，污染、破损时随时更换。

（3）需要采集呼吸道标本时，加戴护目镜或医用防护面屏，医用外科口罩换为医用防护口罩（N95及以上），戴乳胶手套。

（4）一般情况下与隔离医学观察人员接触时保持1m以上的距离。

（5）现场随访及采样时尽量保持房间通风良好，被访视对象应当处于下风向。

（6）需要为隔离医学观察人员检查而密切接触时，加戴乳胶手套，检查完后脱手套进行手消毒，更换一次性隔离衣。

（7）接触隔离医学观察人员前后或离开其住所时，用含酒精速干手消毒剂揉搓双手至干。未进行手消毒前，不要用手接触自己的皮肤、眼睛、口鼻等。

（8）不重复使用医用外科口罩或医用防护口罩，口罩潮湿、污染时随时更换。

（9）隔离医学观察探访者应随身携带：含酒精速干手消毒剂、护目镜 / 医用防护面屏、乳胶手套、医用外科口罩 / 医用防护口罩、医用防护服 / 一次性隔离衣、医疗废物收集袋。

（10）探访等工作中产生的医疗废物随身带回，按医疗废物处置。

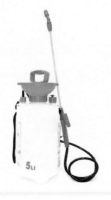
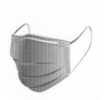
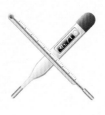

隔离医学观察人员感染防控

（1）将隔离医学观察人员安排在通风较好的房间隔离，多开窗通风；若一套房设多个隔离房间的，各房间保持房门随时关闭，打开房门前应先开窗通风。

（2）在隔离房间活动可以不戴口罩，离开隔离房间时先戴好医用外科口罩，洗手或手消毒后再出门。但未经允许，不得随意离开隔离房间。

（3）佩戴新医用外科口罩前和处理使用过的口罩后，应当及时洗手。

（4）禁止与隔离区其他非工作人员接触，必须接触时，保持1m以上距离。

（5）生活用品独立分开。

（6）禁止使用中央空调。

（7）保证充足的休息和营养。不共用卫生间，必须共用时须分时段，用后通风并用酒精等消毒剂消毒身体接触的物体表面。

（8）咳嗽、打喷嚏时，用纸巾遮盖口鼻；不随地吐痰，用后纸巾及口罩丢入专门的带盖垃圾桶内，并及时洗手，保持手部清洁。

（9）用过的物品及时清洁消毒，产生的生活垃圾经严格消毒后，按医疗废物处理。

（10）参照居家隔离医学观察要求，每日早、中、晚测量体温，自己感觉发热时随时测量并记录。出现发热、咳嗽、气促等急性呼吸道症状时，及时报告隔离点工作人员。

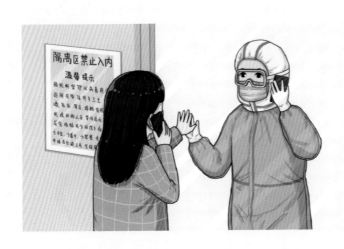

05 加强食品安全监管

　　食堂是保障高校全体师生员工饮食安全的重要场所，疫情防控期间务必加强管理。严格执行国家市场监督管理总局《餐饮服务食品安全操作规范》要求，深入排查食品安全隐患，落实监管责任和主体责任。相关工作可参考食堂疫情防控管理流程图。

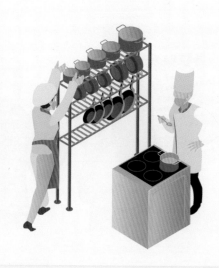

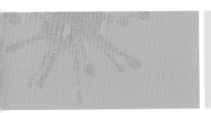

食堂疫情防控管理流程

从业人员健康管理 | 食堂环境 | 餐具消毒 | 集中式供货、供餐及送餐

从业人员健康管理

1. 严格食堂人员返校健康排查，符合健康要求并持有有效健康证的人员方可上岗工作。
2. 食堂从业人员每天测量体温，有发热、咳嗽、腹泻等症状的人员须居家休息或就医，待完全恢复后上岗。
3. 食品制作过程中严格佩戴口罩，售卖时需加戴一次性手套。
4. 食品原材料送货人员入校前进行体温测量，入校期间必须佩戴口罩和一次性手套。

食堂环境

1. 开学前对食堂环境全面消毒。
2. 通过开窗通风、紫外线灯照射、消毒剂喷洒、擦拭和拖拭等措施，对空气、物体表面和地面进行消毒。
3. 开学后根据餐次对食品处理区、加工区、售卖区、就餐区环境进行预防性消毒。
4. 安排师生员工错峰就餐或分餐、送餐到单位，减少聚集用餐。
5. 餐前洗手，负责送餐的人员戴口罩和一次性手套对餐食进行分发。
6. 严禁非食品加工人员进入厨房。

餐具消毒

1. 开学前对餐具和加工用品全面消毒，开学后每餐次进行消毒。
2. 煮沸消毒法：将清洗干净的餐具完全浸没清水中加热，待水沸腾后计时 15 min，取出，晾干即可。
3. 流通蒸汽法：将餐具放入蒸屉加热，从水沸腾开始计时，消毒 15～30 min。
4. 对耐高温的碗、筷、不锈钢餐盘，可以放入热力消毒柜消毒，摆放均匀，温度设定 105～120 ℃，实际温度维持在 100 ℃以上 15 min。

集中式供货、供餐及送餐

1. 加强原材料供货商的资质审核和索证管理，做好原材料采购的检验合格证明查验和采购票据的存档。
2. 专人负责疫情防控期间配送餐到校内部门管理工作，确保配送餐过程中食品安全。
3. 限制校外单位配送餐到校内。

06 深入开展健康教育

高校持续深入开展健康教育：普及新型冠状病毒肺炎防控知识；增强师生员工自我防控意识和防护技能；树立科学防控理念，提振战胜疫情信心。

* 正确使用医用口罩

口罩是预防呼吸道传染病的重要防线，可以降低新型冠状病毒感染风险。口罩不仅可以防止病人喷射飞沫，降低飞沫量和喷射速度，还可以阻挡含病毒的飞沫核，防止佩戴者吸入。佩戴口罩基本原则：科学合理佩戴，规范使用，有效防护。

在非疫情高发地区空旷且通风场所不需要佩戴口罩，进入人员密集或密闭公共场所需要佩戴口罩。在疫情高发地区空旷且通风场所建议佩戴一次性医用口罩，进入人员密集或密闭公共场所佩戴医用外科口罩或颗粒物防护口罩。有疑似症状到医院就诊时，需佩戴不含呼气阀的颗粒物防护口罩或医用防护口罩。有呼吸道基础疾病患者需在医生指导下使用防护口罩。年龄较小的婴幼儿不能戴口罩，易引起窒息。棉纱口罩、海绵口罩和活性炭口罩对预防病毒感染无防护作用。

佩戴口罩前应洗手，检查口罩包装有无破损和有效期，戴口罩过程中避免接触到口罩内侧面，减少口罩被污染的可能。医用口罩防护的效果有时效性，应按照说明定时更换；医用口罩为一次性使用，不可重复使用；若口罩被污染，应立即更换。

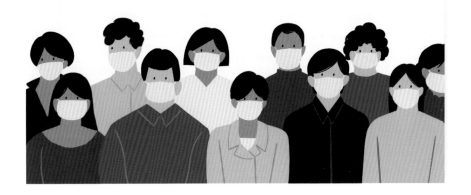

医用口罩佩戴方法

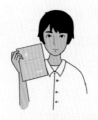

1. 检查口罩有效期及外包装

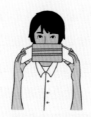

2. 鼻夹侧朝上，一般深色面朝外，褶皱朝下

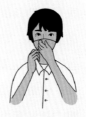

3. 上下拉开褶皱，使口罩覆盖口、鼻、下颌

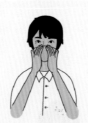

4. 双手指尖向内触压鼻夹，逐渐向外移

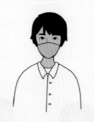

5. 适当调整面罩，使周边充分贴合面部

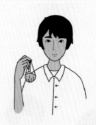

6. 口罩污染时或使用超过 4 h 后更换

使用后的口罩处理原则

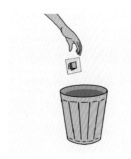

7. 使用过的口罩弃于废弃物专用垃圾桶

健康人群佩戴过的口罩，接触病原微生物风险较低，没有新型冠状病毒传播的风险，一般在口罩变形、弄湿或弄脏导致防护性能降低时更换。应用手抓着系带取下，将口罩接触口鼻的一面朝外折好，放入一次性使用自封袋或者垃圾袋中，丢入垃圾箱，按照生活垃圾分类的要求处理即可。

有发热、咳嗽等呼吸道症状及隔离观察人员等佩戴过的口罩，不可随意丢弃，应按照相关规定，将口罩接触口鼻的一面朝里折好，放置到自封袋或者垃圾袋中，定时清理，清理前用医用 75% 酒精或有效氯含量 500 mg/L 的消毒液喷洒或浇洒至完全湿润，然后扎紧塑料袋口后丢入带盖的专用垃圾箱。摘脱口罩之后，一定要注意手卫生消毒。

* 正确洗手的方法

师生员工应加强个人防护，保持手卫生。减少接触公共场所的公用物品和部位；从公共场所返回、咳嗽手捂之后、饭前便后、接触过病患等都要用洗手液（肥皂）流水洗手，或者使用含酒精成分的免洗洗手液；不确定手是否清洁时，避免用手接触口鼻眼；打喷嚏或咳嗽时，用纸巾或手肘衣物等遮住口鼻。

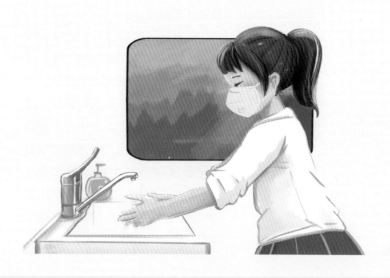

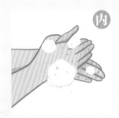

第一步，两手手掌心相对，手指并拢相互摩擦。

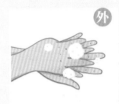

第二步，一手手心对另一手手背沿指缝相互搓擦，交换进行。

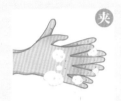

第三步，两手掌心相对，双手交叉沿指缝相互摩擦。

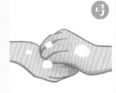

第四步，弯曲各手指关节，在另一手掌心旋转搓擦，交换进行。

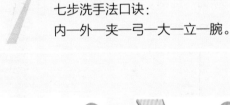

7 七步洗手法

七步洗手法口诀：
内—外—夹—弓—大—立—腕。

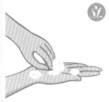

第六步，将五个手指尖并拢放在另一手掌心旋转揉搓，交换进行。

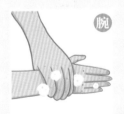

第七步，一只手的手掌握住另一只手的手腕部分，旋转揉搓，交换进行。

第五步，一只手握住另一只手的拇指搓擦，交换进行。

* 消毒技术与方法

新型冠状病毒在 56 ℃条件下，30 min 可杀灭。含氯类、酒精、碘类、过氧化物类等多种消毒剂也可杀灭病毒。高校应根据疫情防控的需要调整清洁和消毒的频率，开展预防性消毒工作。注意事项：

① 以清洁为主，预防性消毒为辅，每天至少消毒 1 次，同时避免过度消毒。

② 含氯消毒剂有腐蚀性和皮肤黏膜刺激性，乙醇消毒液使用应远离火源。配置和使用时建议佩戴口罩和手套，专人指导，避免儿童触碰。

③ 消毒要在无人的环境下进行，化学消毒剂消毒后，用清水擦拭或冲洗，去除消毒剂残留，降低腐蚀性。消毒后开窗通风 60 min。

④ 应使用符合国家卫生健康部门管理要求的消毒产品。

高校有关场所预防性消毒技术与方法

消毒对象	消毒方式
空气	开窗自然通风，每日至少3次，每次30 min以上；通风不畅的房间，按照1.5 W/m³在室内安装紫外线灯或使用移动式紫外线灯，开紫外线灯消毒30 ~ 60 min；循环风空气消毒器（无臭氧）消毒
物体表面	高频次接触物体表面，如门把手、台面、桌椅、扶手、水龙头、电梯按钮等，每日消毒2 ~ 3次；不常触及物体表面每日消毒1次；使用有效氯含量500 mg/L的消毒剂湿巾擦拭或喷雾器喷洒消毒

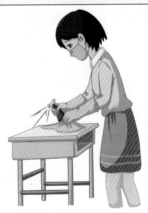

消毒对象	消毒方式
电话机、话筒、键盘、鼠标、激光笔、考勤机、ATM机、小件办公用品、教辅设备	使用 75% 酒精或 1.5% ~ 3.0% 过氧化氢消毒湿巾擦拭消毒
地面、墙壁	使用有效氯含量 500 mg/L 的消毒液拖地消毒；地面有痰迹、血液、体液等少量肉眼可见污染物时，清除污染物后，用有效氯含量 1 000 mg/L 的消毒液消毒 30 min
洗手池、便器	使用有效氯含量 500 mg/L 的消毒液擦拭或喷雾消毒

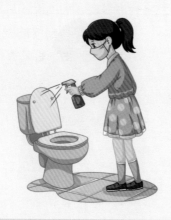

消毒对象	消毒方式
毛巾、衣服、被褥等织物	勤洗勤晒，保持整洁；阳光曝晒 4 h 以上；煮沸消毒 15 ～ 30 min
餐饮具	餐饮具使用后，及时用清水洗净，首选热力消毒方法，如煮沸或流通蒸汽 15 min 或食具消毒柜消毒；也可用有效氯含量 250 mg/L 的消毒液浸泡 30 min 后，再用清水洗净
文体活动用品、健身器材	对接触频繁的器材进行物体表面消毒。硬质光滑表面，使用有效氯含量 500 mg/L 的消毒液擦拭、喷雾或浸泡消毒；多孔表面，使用有效氯含量 250 mg/L 的消毒液浸泡或喷雾消毒，作用 30 min；每周 2 次
清洁用具	使用有效氯含量 500 mg/L 的消毒液浸泡消毒
吐泻物	用一次性吸水材料加足量消毒剂（如含氯消毒剂）或有效的消毒干巾覆盖呕吐物 5 min 进行消毒，清除呕吐物后，使用含氯消毒剂进行物体表面消毒处理。马桶、便池或洗手池内的呕吐物等，先用含氯消毒粉均匀撒在上面覆盖，消毒 30 min 后清水冲洗

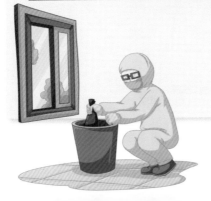

消毒对象	消毒方式
校车 / 通勤车	学校公用车辆当日使用完毕后，避开人群，打开门窗进行通风，车内用 75% 酒精或 1.5% ~ 3.0% 过氧化氢消毒湿巾擦拭，或者用有效氯含量 500 mg/L 的消毒液喷洒消毒，关闭门窗后保持 30 min，条件许可，建议"一用一通风一消毒"
手	一般采用流动水和洗手液，必要时用免洗手消毒剂消毒
终末消毒	如果学校出现确诊病例、疑似病例、无症状感染者，对其所居住、生活的场所以及活动的公共区域进行终末消毒。具体操作方法依据《特定场所消毒技术方案》进行

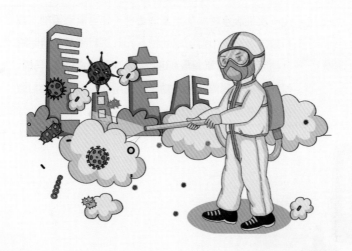

第四篇

发生疫情时

应急处置

01 规范疫情处置流程

高校一旦发生新型冠状病毒肺炎疫情，应及时上报属地疾病预防控制机构和教育行政部门，并在疾病预防控制机构指导下开展疫情防控工作。

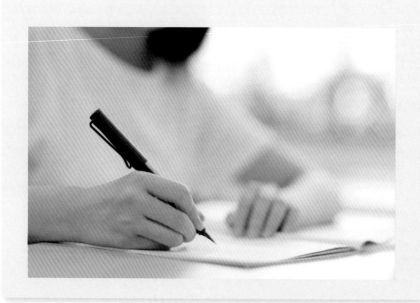

高校疫情处置流程

1. 做好疫情报告。若有本校师生员工被诊断为新型冠状病毒肺炎患者，学校立即报告当地疾病预防控制机构和教育行政部门。

2. 协助开展疫情防控。学校如实反映情况，接受卫生健康部门、疾病预防控制机构的调查、采样、密切接触者筛查、隔离治疗等预防控制措施。学校建立健康教育网络平台，开设心理咨询热线，提供服务。

3. 根据疫情防控需要，学校按照卫生健康部门和教育行政部门的建议，必要时采取班级或全校停课等措施。配合属地疾病预防控制机构对疫点开展终末消毒、疫情调查和宣传教育等工作。

4. 查验证明。师生员工病愈及隔离期满后，须持定点医院病愈返校证明和隔离解除证明到学校卫生机构复核确认登记，持有学校卫生机构出具的证明方可复课和上岗。

5. 分析疫情发生的经过，总结经验，优化流程，加强管控。进一步做好健康教育，提高师生疫情防控的意识、知识和技能。

02 做好心理健康干预

重视开学前后疫情防控过程中师生员工心理干预工作，并将其纳入学校疫情防控总体部署。学校应研制应急心理干预方案，动态了解和监测返校学生受疫情影响状况和心理状态，依据校情，分层分类应对。充实专兼职心理辅导人员队伍，进行必要的培训督导，强调规范、专业和遵守专业伦理，科学有效开展工作。与学校疫情管理预案相配套，心理干预应分类管理和安排。提倡和鼓励线上辅导和咨询。

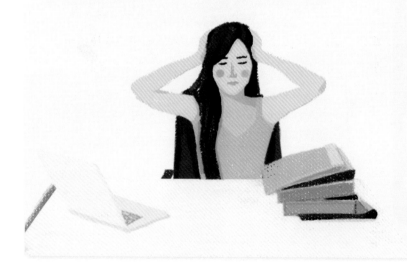

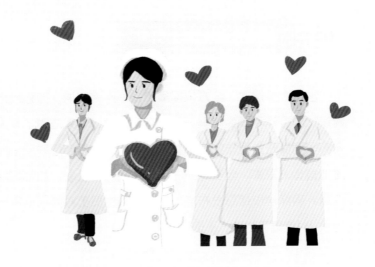

　　广大师生员工应保持积极乐观的态度和良好的作息习惯，减少聚会，勤洗手，公众场所戴口罩；要勇于面对疫情带来的心理压力，适量运动，线上交流，欣赏音乐，缓解紧张情绪；不道听途说，不传谣信谣，多做自己喜欢的事情；学会自我保护和帮助他人，同学之间要互相陪伴，分享乐趣，倾听苦恼。学校充分发挥心理咨询室的作用，开设心理咨询热线，提供有效支持服务；主动发现并认真对待寻求帮助的师生员工，给予心理关怀；对于情况较严重者，及时与其家属沟通，寻求专业机构的心理帮助。

03 加强宣传和舆论引导

　　学校应多层次、全方位搜集和处理网络舆情，加强网络建设。制订详尽预警方案，做到有章可循、专人应对、专人发布，确保对外发布的信息权威和透明。实施部门联动，与属地宣传、卫生、公安等部门建立联动合作机制，加强信息沟通，确保学校信息发布准确。引导师生员工对网络信息不盲从，对舆情不扩散，不信谣、不传谣。

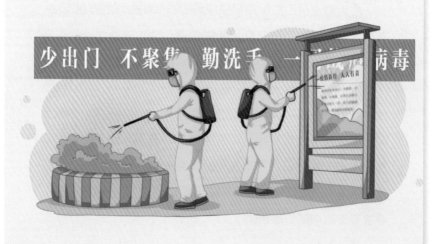

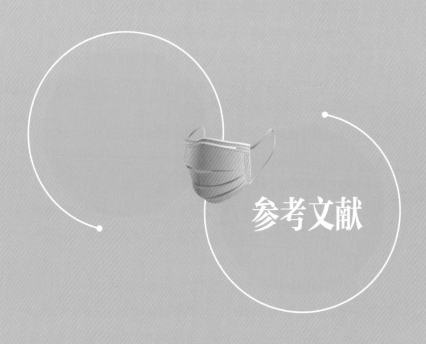

参考文献

[1] 北京市疾病预防控制中心，哈尔滨市疾病预防控制中心，中国人民公安大学，等.普通高等学校传染病预防控制指南：WS/T 642—2019[S/OL].(2019-01-23)[2019-02-27].http://www.nhc.gov.cn/wjw/pqt/201902/a9d48b430e0b40c69ae092e0e816cfa9.shtml.

[2] 国家教育委员会，中华人民共和国卫生部.学校卫生工作条例[S/OL].[1990-06-04].http://www.moe.gov.cn/s78/A17/twys_left/moe_943/moe_793/tnull_9866.html.

[3] 国家卫生健康委员会办公厅，国家中医药管理局办公室.新型冠状病毒肺炎诊疗方案（试行第六版）[S/OL].(2020-02-18)[2020-02-19].http://www.nhc.gov.cn/yzygj/s7653p/202002/8334a8326dd94d329df351d7da8aefc2.shtml.

[4] 国家卫生健康委员会办公厅.新型冠状病毒防控指南（第一版）[S/OL].[2020-02-02].http://china.chinadaily.com.cn/a/202002/02/WS5e36a4eda3107bb6b579caaa.html.

[5] 国家卫生健康委员会办公厅.新型冠状病毒肺炎防控方案（第五版）[S/OL].[2020-02-21].http://www.nhc.gov.cn/jkj/s3577/202002/a5d6f7b8c48c451c87dba14889b30147.shtml.

[6] 江苏省卫生和计划生育委员会办公室，江苏省教育厅办公室.江苏省学校卫生监测工作方案：苏卫办疾控〔2017〕16 号 [S].南京：江苏省卫生和计划生育委员会，江苏省教育厅，2017.

[7] 江苏省卫生健康委员会办公室，江苏省教育厅办公室.江苏省学校和托幼机构急性传染病预防控制工作指引（试行）：苏卫办疾控〔2019〕21 号 [S/OL].(2019-11-18)[2019-12-18].http://sipedu.sipac.gov.cn/website/Item/118056.aspx.

[8] 江苏省新型冠状病毒感染的肺炎疫情防控工作领导小组办公室.江苏省学校及托幼机构新型冠状病毒感染的肺炎防控卫生学技术指南（试行）：苏肺炎防控办〔2020〕28 号 [S].南京：江苏省新型冠状病毒感染的肺炎疫情防控工作领导小组，2020.

[9] 全国人民代表大会常务委员会办公厅.中华人民共和国传染病防治法 [S].北京：中国民主法制出版社，2013.

[10] 中华人民共和国国务院办公厅.突发公共卫生事件应急条例 [S].北京：中国法制出版社，2011.

[11] 中华人民共和国卫生部.中小学校传染病预防控制工作管理规范：GB 28932—2012[S/OL].(2012-12-31)[2013-03-13].http://www.nhc.gov.cn/wjw/pqt/201303/ad99f897dc7b4fd49d58ebc66631da33.shtml.

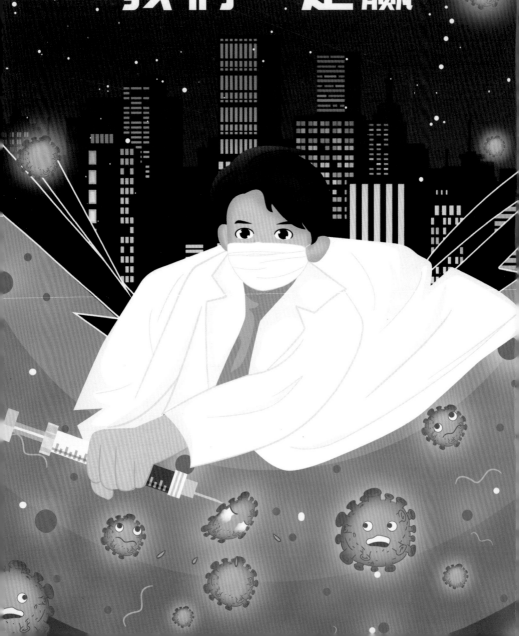